AF311959

LA

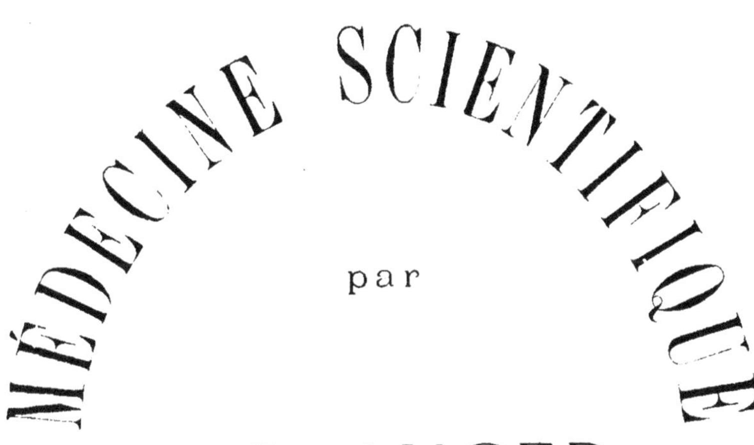

J.-B. AUGER

PRIX: 5o centimes

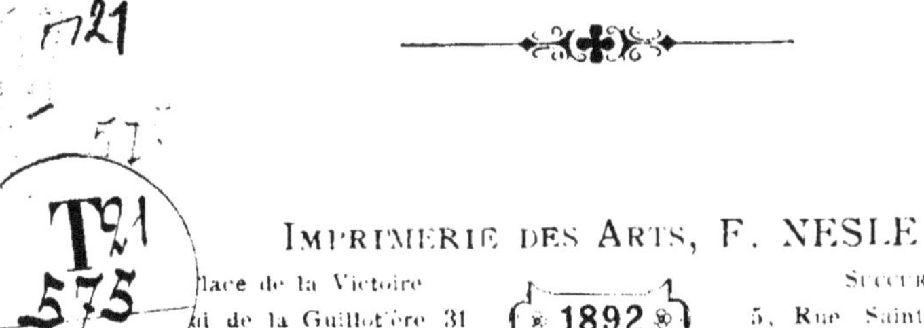

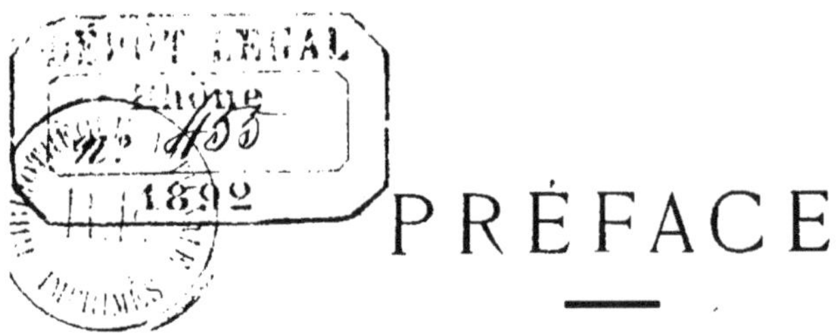

PRÉFACE

En donnant le titre de scientifique à cette nouvelle manière
de guérir je ne veux pas, dire que les médecins classiques
soient dépourvus de science, ils sont obligés de les apprendre
toutes en un espace de temps insuffisant pour pouvoir se clas-
ser utilement dans leur mémoire, temps qui est encore diminué
par l'importance que l'on donne à des langues inutiles. Cette
ténacité à continuer la tradition des anciens qui n'avaient
aucune connaissance exacte pour les guider qui maintient
le monde dans une nuit d'ignorance. Comme il y a deux mille
ans et les peuples vaincus et dépouillés dans une situation
de servilité qui les rapprochent des animaux domestiques est
la conséquence du point de départ de l'organisation des
peuples.

Tous les peuples ont encore l'organisation qui a pour
principe le mensonge et la force ; pour but la spoliation des
vaincus, ceux qui n'ont éprouvé aucune modification continuent leur brigandage au nom de leur Dieu et du droit, ceux
qui ont été obligés de modifier la première organisation ont
pris le titre de Constitution ou de République, avec une
organisation décrite par une convention qu'ils nomment
Constitution modifiable à volonté, ou le droit est aussi étranger que dans la première. Les dernières continuent le brigandage au nom de cette Constitution qui tient la place du Dieu
de la première.

Avec ces idées fausses et mobiles, ceux qui disposent de la
force publique peuvent tout se permettre contre les vaincus,
qu'ils transforment en criminels à volonté, le pouvoir malfaisant a toujours un dieu, une Constitution ou son autorité
qui ne supporte aucune plainte.

Dans l'organisation d'un peuple tout se tient comme dans celles des individus, il n'y a pas de question indépendante leur séparation est un acte de folie qui pénètre dans toute l'organisation et la rend rebelle à la raison.

Cette folie du gouvernement d'une nation qui est la tête du peuple, se continue dans toutes les organisations qui en dérivent comme les actes d'un aliéné dérivent de son cerveau malade.

La folie individuelle est le résultat d'un accident naturel qui reste personnel tandis que la folie d'un gouvernement est le résultat artificiel d'un travail persévérant qui se communique au peuple entier pour le détourner de la vérité.

Ce résultat est la conséquence de la corruption des mots que les sectes et les partis ont appliqués à faux dans leur intérêt présent imprévoyant de l'avenir ce qui est le côté faible des malfaiteurs en général.

L'histoire de notre époque nous démontre cette vérité avec des faits d'une terrible évidence.

Lorsque Bismarck qui n'a que l'intelligence du crime a eu cimenté l'alliance des rois de sa race avec les royalistes allemands de France, pour démolir l'empire latin de France, pour raffermir le pouvoir des rois allemands, il ne se doutait pas que l'empire latin était à la politique européenne ce que la soupape de sûreté est à la chaudière, tant que les peuples auraient pu vivre dans le bien être sous une organisation déjà plus civilisée que les précédentes, ils n'auraient eu les mêmes raisons de poursuivre une révolution ou tout est à recommencer.

Dans les évènements physiques comme en chimie, il faut que les individus qui composent le mouvement directeur soient préparés et que ceux qui le suivent inconsciemment le soient également.

Réunissons les souverains allemands de l'époque et jugeons leur importance personnelle.

Guillaume Ier représente Moïse. Bismarck Aaron, la reine

Victoire la sœur de Moïse et d'Aaron, ces trois personnages n'ont étudié que la bible et sont en instruction ce qu'était la famille de Moïse; le vol est leur seul mobile.

L'empereur d'Autriche qui est de la force d'un frère ignorantin a trahi son peuple pour se mettre sous la protection de Guillaume.

L'empereur de Russie qui avait plus confiance aux Allemands qu'aux Russes a été leur instrument en faisant partie de la Sainte-Alliance contre la France et la guerre a la Turquie.

Il n'est cependant pas difficile de comprendre que la politique dérive des situations, qu'un souverain qui fait de la politique de famille est l'ennemi de son peuple, si les membres de la famille occupent des situations contraires.

En regardant la carte d'Europe il est facile de comprendre que la France est le seul contrepoids de la Russie, la France affaiblie, les Russes seront repoussés vers l'Asie par les Allemands, quand à leur prétentions sur Constantinople c'est encore plus ridicule, ils auraient dû être les protecteurs des Turcs pour s'en faire une barrière.

Mais ce qui se passe dans les pays latins est encore plus extraordinaire.

Les Latins ont été tellement corrompus par les fausses histoires fabriquées par les Allemands qui les ont conquis et dépouillés, qu'ils perdent l'idée de leur origine, les Allemands ayant pris les noms de leurs domaines les ont facilité pour parvenir à ce résultat.

Cet état d'ignorance du peuple français a fait, qu'il a fait cause commune avec la Sainte-Alliance des Allemands contre son chef naturel, qui les défendait pour se mettre sous la domination de ceux qui travaillent à sa ruine, le contraire de ce que les hommes illettrés de 1789 ont fait, parce que ne sachant pas lire ils étaient moins corrompus, cette ignorance du peuple français a déterminée la situation fausse avec les Italiens, ceux-ci auraient voulus demeurer Latins, ils ont été obligés de subir la loi du plus fort et les Français qui se sont fait Allemands les accusent d'ingratitude, ils ne savent pas faire la différence entre l'empire qui est la race gauloise ou latine et les royalistes qui se composent du clergé, de l'aristocratie allemande pour la branche ainée et des protestants. des juifs et des francs-maçons pour la branche cadette, les premiers désignés sous le nom de légitimistes et les autres Orléanistes, ce sont ces royalistes qui régnent sous le faux titre de République que Bismarck leur a imposé. C'est ce qui leur a fait dire puisqu'on nous force de prendre ce titre nous ferons avec tellement du mal au peuple qu'il en sera dégoûté pour toujours, on voit que les royalistes sont aussi ignorants que le peuple sur la signification du mot république. ce qui indique un désordre intellectuel général.

Cette immobilité dans la barbarie au milieu d'un progrès scientifique sans précédent confond les imaginations qui manquent de culture qui jugent d'après cela et répètent constamment que le monde a toujours été ce qu'il est, qu'il sera toujours le même ; comme ils voient toujours un dieu créateur qui dirige tout un ciel, un paradis. un enfer avec son diable, les peuples sont restés faute d'instruction ce qu'ils étaient du temps de Moïse.

Lorsque je disais il y a quarante ans aux partisans du vieux monde, vous allez faire tout votre possible pour que la science ne soit pas enseignée convenablement, ils me répondaient nous y avons travaillé. oui tant que vous avez cru que c'était un amusement, mais lorsque vous avez compris le danger vous vous êtes retournés contre, dans la crainte d'instruire les autres vous resterez ignorants vous mêmes et la force ignorante qui se produira contre vous sera plus terrible qu'une force scientifique raisonnée ; cette résistance au progrès existe dans toutes les écoles n'importe où, le parti qui les dirige, l'intérêt de la secte ou du parti est de faire des ignorants pour pouvoir les exploiter à son profit.

Au commencement du règne de Louis Philippe, de

nombreuses maisons juives se sont établies à Lyon, je disais aux Lyonnais, voilà la fin de votre renommée dans quelques temps vous serez tous juifs par la force des choses. Cette vérité m'était venue de la comparaison des fruits, la santé ne se communique pas il n'y a que les maladies. Je n'en comprenais pas encore la loi scientifique.

Socialement la race juive est la plus corruptrice, c'est par la corruption qu'elle est parvenue malgré son petit nombre à être la caissière de l'Europe et de participer à la direction des affaires publiques où elle est prépondérante ce qui a facilité leur infiltration en France. C'est leur affiliation à la franc-maçonnerie qui avec les huguenots constitue la partie orléaniste qui change de titre à volonté pour posséder les caisses publiques.

Avant les évènements de 1870. les sociétés maçonniques se composaient principalement de bourgeois amateurs de places honorifiques ou rétribuées et de décorations, lorsqu'ils ont entrepris la lutte contre les légitimistes cléricaux, ils ont compris que leur personnel était insuffisant, maitre du pouvoir à la chute de Mac-Mahon ils se sont servis des fonds publics pour augmenter les adhérents dans les classes inférieures, en leur faisant croire que c'était pour le bien de la patrie.

Ces nouveaux fanatiques, nombreux dans les campagnes, les plus marquants, reçoivent une indemnité qui leur permet d'assister aux réunions pour prendre le mot d'ordre et de festoyer dans les cabarets en accusant les partis vaincus de tout le mal qui s'est fait pour préparer les élections de leur chefs faux républicains.

Dans les villes on voit de mauvais ouvriers qui ont quitté le travail qui vivent joyeusement avec le traitement que les frères leur accorde pour faire le métier de corrupteurs secrets trahissant leurs anciens collègues.

Lorsque j'ai compris les lois naturelles, leur influence sur la conduite des individus, j'ai pu prévoir les événements et leurs conséquences, sans tenir compte des apparences présentes, plusieurs années avant 1870 je faisais la part aux deux partis royalistes du mal qn'ils feraient pendant leur passage au pouvoir. je disais aux cléricaux votre situation vous oblige à plus de prudence dans le mal, mais les Orléanistes feront tout le mal possible dans leur intérêt parce qu'ils peuvent tromper sous toutes les formes.

Je disais aux Français en 1871 quelque soit l'état méprisable dans lequel vous êtes tombés, les Russes vont être obligés de vous tendre la main, mais il a fallu leur expliquer la situation périlleuse qu'ils s'étaient faite par leur participation insensée à la coalition allemande contre la France redevenue latine.

Un dimanche du mois d'Octobre 1871 j'allais à Genève avec le manuscrit d'une petite brochure, qui indiquait la guerre que les Russes devaient faire aux Turcs, qui eut lieu quatre ans après, je comprenais que c'était les Allemands qui poussaient les Russes a commettre cette folie qui pouvait être nuisible à la France.

Il y avait à Bellegarde deux commissaires qui sortaient des sacristies, qui m'arrêtèrent en voyant ce petit rouleau de papier qui sortait en partie de ma poche, le lendemain ils reçurent l'ordre de me laisser aller mais comme le temps me manquait je revins à Lyon.

En les quittant, je leur dis, vous êtes des inconscients qui arrêtez ceux que vous devriez protéger, pour vous prouver que je dis vrai voici mon jugement sur les députés que l'on vient de nommer, ce sont des imbéciles ou des malfaiteurs, tout ce qu'ils feront aboutira à un désordre. prenez note de ce que je vous dis vous verrez si je me trompe.

Je n'avais pas besoin d'attendre leurs actes pour les juger ils étaient les instruments du mensonge qui détermine les crimes, ils étaient nommés pour faire la paix ils se sont faits constituants par un Coup d'État, sans plus s'inquiéter des électeurs que du grand Turc. ils voulaient nommer le roi Bismarck, il s'y est opposé en les obligeant à prendre ce faux titre de République afin qu'ils ne puissent avoir des alliés.

Ils répondirent alors nous allons faire au peuple tout le mal possible sous ce nom, afin de l'en dégouter pour toujours.

Toutes ces faussetés se sont accomplies au milieu d'un calme qui indique l'état d'ignorance de la nation, parmi les députés il y a des divisions de groupes portant des titres différents les hommes qui les composent représentent les Lettres, les Arts, les Sciences et tous parlent faux, discutant sur une chose absente comme les religieux sur leurs prétendus mystères.

Mais ce qui embrouille une affaire si simple qui se résout par un seul mot mis à sa place, République ou droit social Ces mots ne peuvent pas s'accomplir avec les sectes ou les sociétés secrètes une République cléricale, huguenote, juive, franc-maçonne ne peut-être que malfaisante puisque le principe malfaisant supprime le principe du bien comme une maladie supprime la santé de l'individu.

Les religions n'ont jamais été qu'un moyen pour vivre aux dépens des croyants et les forces armées leurs auxilliaires qui avaient leur part dans le produit du vol. Les Juifs qui ont conservé le culte de Moïse se moquent de ses commandements comme il s'en moquait lui-même, la secte juive qui a fait le christianisme est devenue puissante par son alliance avec les Francs, peuples Germains ou Allemands établis en Gaule avec les Burgondes, mais qui avec le temps est devenu le maître de ce qui s'appelle France ; leur nom qu'ils ont donné à leur propriété collective, les Gaulois étant devenus des serfs expropriés.

Il ne faut pas pour comprendre l'histoire d'un peuple lire les gros livres qui s'occupent de tout, des amours des rois, des reines, de leurs querelles, de leurs guerres, de leurs crimes qui constituent un roman incompréhensible qui obscursit le fait capital de l'histoire.

L'Histoire de France commence à l'alliance des chrétiens avec Clovis roi des Francs ce qui a fait leur force c'est d'être la force armée de la papauté pour tuer ou convertir tous ceux qui n'étaient pas chrétiens selon la formule papale, toutes les sectes qui se sont formées, les guerres civiles ou étrangères qui se sont produites, sont le résultat des ambitions diverses que se disputaient l'exploitation publique.

Lorsque les sectes actuelles se sont formées, l'instruction était dans l'enfance, le Dieu de Moïse et sa création dominait toutes les intelligences, des hommes de bonne volonté croyaient par une réforme parvenir a une organisation plus équitable, chose qui se produit au début et une fois la force acquise la nouvelle secte suit son principe de la formation qui est le vol.

Mais aujourd'hui que l'on reconnait que Moïse n'était qu'un scélérat qui a trahi les Égyptiens ses bienfaiteurs et ceux de son peuple qu'il a armés en secret pour attaquer pendant la nuit pour tuer et voler ceux à qui il aurait dû avoir de la reconnaissance, c'est en se sauvant chargé du butin poursuivi par les Egyptiens et craignant d'être volé à son tour par d'autre peuplade, il s'enfila entre le mont Sinaï et la mer Rouge qui est divisée en deux bras par cette montagne.

Les Egyptiens ne pouvaient pas continuer leur poursuite par un chemin difficile sans ressource, Moïse voyant cela fit croire à son peuple que son dieu avait séparé l'eau de la mer en deux murailles qui avaient protégé leur passage à pied sec et que les Egyptiens qui les poursuivaient avaient été ensevelis.

Engagés dans ce pays désert il monte au sommet de la montagne y établit son laboratoire où il fabriquait de la pâte de gomme arabique et du miel qu'il distribuait sous le nom de manne descendue du ciel pour nourrir ses pauvres diables qu'il avait égarés en leur faisant perdre la situation avantageuse qu'ils occupaient.

Les malfaiteurs ne font pas les choses à demi Aaron son frère fit croire aux Hébreux qui se plaignaient d'être si mal nourris de lui remettre tous leurs bijoux pour en faire un dieu qui changerait leur situation, le nouveau dieu en or avait la forme d'un veau. Moïse se fâcha, fit fondre le dieu fit boire l'eau et la cendre à ses malheureux et garda l'or et les pierreries que les ignorants croyaient avoir bus, et ,pour calmer leurs plaintes en fit massacrer au hasard par sa garde vingt-trois mille, voilà l'histoire sainte que les religieux enseignent et que suivent si bien les Allemands.

Si ce brigandage se continue depuis trois mille cinq cents ans, c'est qu'il est la base religieuse enseignée sous une forme moitié histoire, moitié fable qui transforme le crime en un acte divin ce qui se continue sous tous les pouvoirs religieux et militaires qui en sont les continuateurs.

Les Alliances des races, des peuples et des individus sont toujours le résultat des lois naturelles.

Les Juifs qui ont fait le christianisme se sont rencontrés à Rome avec des Allemands qui, sont la race dont le caractère se rapproche le plus de celui des juifs ils se sont unis pour miner l'empire latin et, lorsque l'empire fut envahi de toutes parts ils se sont trouvés organisés militairement dans des couvents fortifiés ce qui leur permettait de donner la victoire à un allié, ils n'eurent pas de la peine à faire comprendre à Clovis que son alliance n'était que la continuation de la première qui se continue à notre époque.

Mais pour qu'une catastrophe comme celle de 1870 se produise, il faut un concours de circonstances qui sont des accidents dans la vie des peuples.

Il s'est trouvé en France des écrivains Allemands d'une rare puissance que le peuple français ignorant son histoire a pris pour des amis, comme il la fait pour les religieux Victor-Hugo et Rochefort ont donc été les deux plus puissants préparateurs des événements.

Mais il a fallu que tous les souverains Allemands qui règnent en Europe soient des hommes bien bornés pour se soumettre à l'influence d'un homme qui n'a que l'intelligence du crime qui a fait école et tous les pays sont dominés par ces hommes en sociétés secrètes, qui les troubles et les ruines.

L'intérêt de l'Allemagne était aussi contraire à cette aventure que celui de la France, puisque les deux peuples vivaient comme s'il n'y avait pas eu de frontière, le travail se divisait selon le tempérament, les Allemands à la comptabilité et nous au mouvement de la marchandise, nous n'avions aucun soupçon envers nos amis. Leur conduite envers nous ressemble tellement à celle des Hébreux en Égypte que l'on reconnait les effets de l'enseignement de la bible.

Les peuples de tous les pays sans distinction de race, ont le même intérêt de reprendre leur droit qui est la commune agricole, n'étant plus dépossédés, ils ne seront plus réduis à la servilité et à la défense de leurs ennemis comme des animaux domestiques, il faut comprendre que la terre est la base commune de toute construction, que la lutte industrielle est un acte de folie imaginée par les royalistes pour ruiner les salariés.

Cette base sociale est fondée en Russie par l'empereur qui transforme son peuple de serfs en défenseurs des droits, est le plus grand péril qui menace le monde Allemand.

Mais cette comparaison fait ressortir la pertubation intellectuelle qui existe en France, qui est le résultat de l'enseignement du mensonge, le peuple français croit être en République, les individus se traitent de citoyens et lorsqu'ils se réunissent dans un monument public, ils sont une commune, pas un mot à sa place on dirait une caricature de carnaval.

On voit des associations de prolétaires qui par leurs écrits et dans leurs conférences prêchent la guerre au capital et a la bourgeoisie ils ne comprennent pas que le procédé à été imaginé par les Allemands-Orléanistes au début du règne de Louis Philippe pour attirer toute l'épargne dans les caisses de l'État qu'ils imitent en cela des chiens de chasse.

Il est cependant facile de se faire une idée exacte de ce que l'on nomme État dans l'organisation actuelle. Une douzaine d'individus se réunissent avec l'appui de leurs partisans sous le patronnage d'un autre qui a été nommé par les mêmes partisans roi ou président irresponsable de ses actes. les autres qui ont le titre de ministre sont aussi irresponsables, ce qui constitue une société composée d'hommes irresponsables pour administrer les affaires de la nation, ils imposent, empruntent, trafiquent de tout, s'enrichissant eux et leurs amis et lorsque des impatients veulent prendre la place ils s'en vont récompensés, pensionnés, laissant la caisse vide que les successeurs trouveront moyen de remplir et de vider à leur profit par les mêmes moyens, et se sont les imposés, les prêteurs qui restent responsables comme créanciers et débiteurs, voilà une comptabilité digne de la Cour des Comptes. Cette manière d'administrer sert de modèle à toutes les associations industrielles et financières montée par action, il y a toujours à la tête un homme d'une grande réputation, qui a des capacités extraordinaires qui touche un gros traitement et qui ne s'occupe de rien, ceux qui composent le Conseil d'administration secrète, jouent, volent, réunissent les actionnaires pour leur faire approuver des comptes qu'ils sont incapables de juger et quand le capital des actionnaires est à peu près épuisé on fait des emprunts avec des obligations à lots à longue échéance, la loterie est un moyen ingénieux, les perdants ne peuvent pas se plaindre, c'est le sort qui a décidé.

Quand une de ces société s'écroule avec des déficits de millions et de milliards, il n'y a jamais de coupables, les administrateurs ont été détournés de leur devoir par des femmes légères qui leur ont dépensé des sommes considérables ou ils ont joué à la Bourse et dans les cercles, ils ont été malheureux mais ils n'ont dépensé que l'argent des actionnaires, les administrateurs ne peuvent pas être des malfaiteurs, ce sont des hommes trop bien posés qui ont des complices dans tous les corps qui dirigent les affaires publiques qui ne permettraient pas une attaque à l'honneur de ces messieurs.

Les actionnaires se trouvent dans la même situation que les prolétaires ils crient, ils se rassemblent pour poursuivre mais les portes sont fermées, alors les mêmes administrateurs remontent une nouvelle affaire en changeant les rôles, cette fois il y aura des bénéfices extraordinaires, ils émettent des actions avec privilège pour les porteurs des anciennes qui croyant se rattraper tombent dans ce nouveau piège.

Cette manière de procéder est vieille comme le monde c'est le penchant naturel de l'homme organisé en corps pour vaincre toutes les résistances.

Lorsque les chrétiens eurent réduit leurs alliés les Allemands à l'état de brutes par le fanatisme religieux, ils s'en servirent pour dépouiller les latins et supprimer leur civilisation en les faisants chrétiens par la force.

Cette opération terminée en Europe, ils les conduisirent en Orient pour y opérer de la même manière afin qu'il ne reste aucune trace de la civilisation latine qui puisse nuire a leur barbarie, cette manière de procéder est toujours la même lorsque des missions s'aventurent dans les pays étrangers pour y prêcher leur doctrine, il leur faut l'appui de la force armée.

Pour maintenir les peuples dans cet état d'abrutissement, c'est la bible écrite à une époque d'ignorance ou les rêves d'un imbécile sont des faits historiques où un monde imaginaire lutte avec le monde réel, livre qui est l'école du crime la plus complète qui est enseignée sous le nom d'histoire sainte.

L'ignorance de ces écrits, qui sont enseignés à l'enfance répandus à profusion dans le public, le détourne de la vérité en le rendant rebelle aux idées exactes qu'il ne comprend pas et ce livre a tout ce qui flatte ses sens. La littérature romantique qui ne traite que les effets des vices et des crimes sous prétexte de les corriger n'est que la continuation des enseignements de la bible et produit les mêmes désordres.

Deux idées différentes produisent des hommes qui comprennent la vie différemment, ce qui constitue deux partis ennemis, aussi ignorant l'un que l'autre se croyant chacun missionnaire de la civilisation. La différence dans la vie entre ces deux partis est que ceux qui suivent les idées bibliques beaucoup plus anciennes, possèdent de vastes temples ou ils se réunissent pour célébrer leurs cérémonies théâtrales qui leurs sont chères, les autres célèbrent ce qu'ils appellent la liberté, leurs tabagies alcooliques dans les grandes salles construites pour cette spécialité.

Ces gens là ne comprennent pas que, si ceux qui suivent les idées bibliques sont abrutis à cause des idées fictives, mêlées aux idées réelles, eux le sont également par l'usage abusif des stimulants et le désordre de leur existence qui ne leur permet pas de refléchir et de s'instruire ce qui les livre sans défense aux intrigants.

Cet état d'ignorance générale, est la conséquence de la situation fausse du vieux monde que je leur signalais il y a quarante ans, en leur disant vous ne pouvez plus enseigner la science convenablement parce qu'elle vous supprime.

Cette peur d'instruire le peuple, les maintient dans le même état, les hommes qui se disent progressistes qui dirigent les écoles laïques envoient leurs enfants dans les écoles congréganistes pour leur éviter la fréquentation des enfants pauvres ce qui constitue deux classes ennemies.

Toutes ces ruses n'arrêtent pas la décomposition du vieux monde qui aurait pu se garder pendant longtemps, afin d'éviter une explosion terrible, si les hommes qui sont à la tête des peuples avaient été plus instruits et moins occupés de leur fortune personnelle, mais l'appât du gain leur a fait commettre des crimes et des fautes irréparables.

Les deux partis Allemands qui se disputent le gouvernement de la France, se sont battus à Paris le jour de la Saint-Barthélemy, la bataille a conservé le nom de la branche cadette qui a été battue, et, qui trahissait déjà, s'est faite martyre et a occupé le monde de ses plaintes contre la branche ainée des combats recommencés toujours vaincue à obligés de s'expatrier, ils sont allés propager leur haine à l'étranger

La Révolution qui s'est faite sous Louis XVI les a eu pour chefs et eux plus que les autres ont travaillé à la mort du roi et de sa famille, la conduite scandaleuse du duc d'Orléans lui coûta la vie, le rejeton qu'il avait apporté d'Italie émigra ainsi que plusieurs de ses amis qui rentrèrent avec les étrangers à la chute de Napoléon Ier.

Pendant la Restauration ce parti qui avait pour chef Lafayette et pour titre les libéraux n'a cessé de conspirer contre la branche aînée, tout en participant aux bénéfices que les royalistes prélevaient sur les vaincus, leur organisation secrète les rendit maîtres de la situation à la révolution de juillet, tombés par la révolution de février ils firent leur Saint-Barthélemy des révolutionnaires dans les journées de juin et furent battus dans leur révolte du deux décembre par Louis Napoléon élu par le peuple, pour reconquérir la popularité ils ont transformé cet acte en Coup d'État les partisans de la branche aînée qui avaient participés à l'élection, aveuglés par leur haine contre l'empire se joignirent à leurs ennemis de la branche cadette.

Cette union faite, l'empire était de fait pour tromper le peuple ils prêchaient la République fausse du gouvernement du peuple par le peuple ce qui ne signifie rien, excepter a tromper comme les principes de quatre-vingt-neuf.

Dans cette situation il ne leur restait qu'un obstacle à vaincre qui était l'armée impériale, pour cela ils reconstituèrent la fameuse Sainte-Alliance.

Cette alliance faite, la guerre commence, les Allemands de France désorganisaient la défense par tous les moyens possibles pour faciliter les victoires de leurs alliés, et les royalistes des deux branches ennemies se sont trouvés unis pour faire une Saint-Barthélemy en massacrant une population innocente dans Paris pour montrer à leurs alliés le cas qu'ils faisaient de la population latine.

Je n'avais pas besoin d'attendre les événements pour les

comprendre je leur disais d'avance comment ils se condui-
raient quand avant les hostilités je leur disais allez chercher
le roi de Prusse vous le couronnerez à Paris c'était le seul
remède de la situation.

Si Bismarck avait été un homme plus instruit, au lieu de
se conduire comme un vulgaire assassin de carrefour
en trahissant tout le monde, serait resté allié à Napoléon
aurait établi l'empire Allemand sur le sol Germanique
et laissé la terre gauloise aux latins, les peuples auraient
continués de vivre en amis il n'y aurait eu ni massacres ni
vols ni haine renouvellés des temps barbares.

J'ai écri les lois de la nature et les lois sociales à la fin de
l'empire, lorsque tout était prospère, je n'avais en vue que
d'établir la vérité pour l'appliquer en cas de besoin comme
cela se pratique en toutes choses.

Les royalistes qui ont cru retenir le monde en le désorga-
nisant pour supprimer l'empire latin n'ont pas compris que
cet empire avait la même utilité dans la politique Européenne
que la soupape à la chaudière.

Cette vieille idée barbare de ruiner les peuples pour les
dominer à une époque de circulation de transmission si
facile, indique l'ignorance de ces gens là qui ont peur de la
science comme d'une peste, sous prétexte de défendre le
pays ils arment tous les hommes valides pour les façonner
dans les casernes selon leurs désirs.

Pour façonner les enfants, ils trouvent que l'université de
Paris ce grand étouffoir est insuffisant, ils vont en établir
autant que de corps d'armée, ils oublient dans leur effare-
ment que la question des armes et les autres disparaissent,
que la question sociale qu'ils ont fait naître par leurs bêtises
et leurs crimes domine tout le vieux monde Allemand va se
trouver isolé au milieu d'un peuple ennemi qui sera d'autant
plus terrible contre eux qu'ils l'auront laissé plus ignorant
alors ces lois sociales indiscutables que j'ai écrites seront le
remède universel qu'il aurait fallu étudier l'évolution que les
Allemands de toutes sectes on fait en mettant le grand

homme à la retraite, et en reconnaissánt le pape pour chef
est une manœuvre que j'ai indiquée mais le mal fait est
irréparable, ils auraient mieux fait de suivre l'idée que je
leur donnais avant la guerre, de couronner Guillaume à
Paris ne faire qu'une nation de la France et de l'Allemagne
Le parti français qui est le plus tristement placé ce sont les
impérialistes voilà des hommes qui ont été vendus, assassinés,
qui sont persécutés, calomniés, qui devraient être à la tête
du peuple, qui votent avec les légitimistes pour la défense de
la religion leur ennemie irréconciliable ils ne comprennent
pas qu'on ne peut pas revenir en arrière.

Pour être un parti de Progrès il ne faut pas s'occuper de
son intérêt personnel, le parti impérialiste qui est le seul
parti national en France à un rôle bien facile aujourd'hui,
c'est d'être la vraie république opposée à la République fausse
la république des Allemands aura vite disparue.

MÉDECINE SCIENTIFIQUE

En entrant dans cet ordre d'idées on se trouve en présence d'une vieille institution,immuable comme en politique parce que l'intérèt de corps domine toutes les intelligences, proclamer une vérité dans ce milieu comme dans l'autre on devient son ennemi et celui de ses amis à cause des intérêts établis par l'erreur que la vérité supprime.

La médecine officielle traite les effets sans s'occuper des causes et les moyens employés sont aussi irrationnels que des pompiers qui se serviraient de combustibles pour éteindre un incendie, ces moyens nuisibles sont surchargés par les praticiens dans leur intérêt personnel.

Le gouvernement qui a la mission de protéger les faibles contre les malfaiteurs tolère tous les charlatans comme il tolère tous les jeux, tous les débits malfaisants à cause du tribut qu'il en retire et fait croire au public que c'est le règne de la liberté qui veut ça.

Ainsi le mensonge en toutes choses est nuisible à l'humanité, seulement les méfaits par incapacité ou volontaires en administration ne sont préjudiciables qu'à la fortune publique, tandis qu'en médecine ils sont préjudiciables à la vie générale des peuples.

Le temps employé par l'élève en médecine serait insuffisant si le programme qu'il doit parcourir était exact dans ses applications, mais comme les formules nouvelles sont aussi peu raisonnées que les anciennes, qu'ils sont toujours à la recherche de substances nouvelles le titre suffit à les couvrir, que les malades et ceux qui sont étrangers à la médecine ne peuvent pas juger, le malade résiste à la maladie ou meurt il faut que l'erreur médicale soit bien criarde pour être constatée.

Pour que la chimie qui est la science la plus importante pour parvenir à la connaissance des lois naturelles ne produise plus cet effet, les Allemands de France ont supprimé la classification élémentaire de Berzélius qui était la plus grande conception chimique, qui enchaînait tous les éléments par ordre de puissance comme cela a lieu naturellement, ils ont fait des traités de chimie qui contiennent des recettes isolées comme les traités de cuisine.

Par la chirurgie qui est une partie de la médecine, les hommes se spécialisent comme dans l'industrie en faisant toujours la même chose, ils acquièrent une habileté, mais la médecine ne peut pas se diviser ce sont les élèves qui devraient être choisis ce qui ne se fait pas.

L'enseignement de la médecine comme tous les autres à une organisation contraire au progrès par les aglomérations des élèves qui s'occupent plus de plaisir que de science.

A quoi servent ces boucheries humaines dans les amphithéâtres puisque les organes de la vie ne peuvent plus se démonter comme ceux d'une machine artificielle, que la charpente osseuse est la seule règle de rhabillage, ce qui fait qu'un homme sans autre instruction est souvent plus habile que les praticiens d'école parce qu'il en a fait une étude spéciale.

Ces faits indiquent que toute l'organisation du vieux monde est contraire au progrès qu'il ne doit y avoir ni monopole ni privilège, que les hommes doivent travailler sans entraves, responsables de leurs actes.

La médecine traditionnelle emploie des moyens douloureux qui augmentent la souffrance du malade, la médecine scientifique démontre que le remède doit supprimer la douleur comme la cause pour que la vitalité puisse vaincre les deux effets mortels.

DE L'HYGIÈNE

L'hygiène a une importance pour la santé beaucoup plus grande que celle qu'on lui a donnée jusqu'à ce jour, parce qu'elle se confondait avec les moyens médicaux et que ses effets principaux étaient inconnus.

La première application de l'hygiène s'applique aux aliments, et à leurs abus par penchant ou gourmandise, tout individu peut comprendre lorsqu'un aliment lui est contraire et doit s'en priver comme il doit éviter de trop manger à cause des indigestions qui en résultent.

Les boissons alcooliques qui sont utiles dans certains cas ne doivent faire partie de l'alimentation qu'à un degré très affaibli comme tout ce qui est caustique, à un degré élevé il transforme l'organisme qui ne peut plus agir sans ce stimulant et détermine les effets connus de l'alcoolisme.

L'usage du tabac qui à son utilité stimulante ne doit être employé que comme un léger stimulant, que l'on quitte sans éprouver aucun malaise, mais si le priseur ou le fumeur en abusent jusqu'à causticité, ils ne peuvent plus s'en priver à cause de la douleur qu'ils éprouvent, par l'impression que produit le contact de l'air, ils sont toujours poussés par la douleur à fumer de nouveau ils leur faut une grande volonté pour cesser ou se modérer et l'exutoire est souvent dangereux.

Une des questions importantes de l'hygiène, consiste dans l'art de se vêtir, le choix des tissus suivant les tempéraments, étude que chaque individu peut faire lorsqu'il en connaîtra l'importance.

Le tempérament sensible, irritable ne doit porter que des chemises en toile végétale, son corps ne doit être en contact avec un tissu animal, qu'aux jambes et aussi légèrement que possible pour éviter les engorgements.

Le buste doit être couvert aussi légèrement que possible, le dos plus garanti que la poitrine sans être serré, il faut que l'air puisse pénétrer par l'ouverture du gilet pour absorber la transpiration naturelle, et comprimer les substances passives du côté des intestins, leur évacuation naturelle, cela évite les maladies du larynx et les rhumes, et rend moins sensible à l'impression du froid.

Le pantalon serré empêche le passage des gaz intestinaux

qui ressortent par la bouche en bouffées, ce qui arrive aux espagnols à cause de leur manière de se vêtir, la ceinture qui comprime les intestins produit le même effet.

La chaleur aux pieds peut être nuisible comme tout ce qui modifie l'harmonie des fonctions, ce qui rend les gens toujours indisposés usant de tous les remèdes qui sont impuissants contre les effets physiques.

Ce que je viens de dire indique que les habillements de la femme sont aussi défectueux que ceux des hommes il est facile à toute personne d'expérimenter si la flanelle en contact ou la surchage d'habillement la congestionne que la congestion disparaitra par la suppression des deux causes.

La personne qui continue de vivre dans cet état non équilibré, catarrheux, oppressé, en supporte les effets toute sa vie si le déplacement est léger, il détermine une diarrhée passagère.

C'est chez les jeunes filles que l'interruption dans l'équilibre des fonctions est le plus dangereux, au début de leur puberté par défaut d'expérience elles lavent leur flux menstruel avec de l'eau froide qui le répercute, ce qui arrive aussi chez les tisseuses à cause de leur position qui s'y prête, les femmes aujourd'hui portent des caleçons qui rendent ces effets moins fréquents, mais chaque fois que cet état m'a été signalé j'ai donné le conseil de faire porter à la malade une jupe de laine sous la chemise pour rétablir l'équilibre, cela à toujours réussi sans rien changer à la manière de vivre

Il y a aussi la différence de température qui détermine la diarrhée, pendant une température sèche, les organes sont ressérés, les évacuations sont plus pénibles et lorsque le vent humide qui amène la pluie arrive, il se produit une dilatation qui fait que le corps se décharge par une diarrhée, le même effet se produit par le vent de mer sur les personnes qui n'y habitent pas.

Mais quelle que soit la cause déterminante de la diarrhée

son traitement est toujours le même manger peu le premier jour d'aliments légers pour ne pas fatiguer les organes. le lendemain manger du pain très sec, et boire un verre de vin sucré, ce régime absorbant tonique rétablit vite les fonctions des muqueuses.

Pour les enfants nouveaux nés, l'habitude de les emmailloter est contraire à leur santé parce que la partie inférieure du corps est toujours à l'abri de l'air et la partie supérieure y est souvent exposée, ce qui détermine des ferments parasites souvent mortels.

Les enfants à leur naissance devraient être couchés dans des corbeilles spéciales comme dans un lit sans aucune pression leur nourriture laiteuse qui s'acidifie facilement et détermine la formation de vers intestinaux doit être corrigée en leur faisant téter de temps en temps du lait dans lequel on aura fait dissoudre un gramme de carbonate de soude par litre.

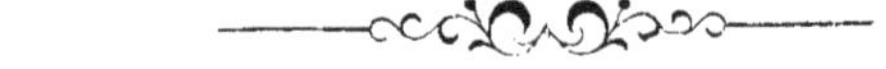

MÉDECINE PERSONNELLE

Lorsque j'eus compris que la vie matérielle était la même dans toutes les transformations que la diversité n'existait que dans les formes et les milieux, le remède social et le remède individuel étaient la conséquence logique de cette idée générale.

Toutes les maladies ont pour cause un ferment passif. qui est acide, quelque soit le lieu ou l'apparence de la maladie ces ferments sont déterminés par des liquides, qui après avoir accompli leur action vitale ont été détournés du mouvement évacuant. l'enflure et l'effet des gaz qui se forment par la décomposition, leur poussée qui déchire les chairs et tend les nerfs, détermine la douleur ce qui fait que plus l'attaque de la maladie est intense, plus le sang qui est le mouvement de la vie, accélère son mouvement pour se défendre, comme font tous les êtres, on a donné à ce mouvement le nom de fièvre.

La médecine des végétaux et des animaux n'est qu'une application de la chimie exacte, comme dans un laboratoire la chimie minérale.

Dans la série des corps élémentaires, il y en a deux qui sont toujours basiques ou femmelles par conséquent neutralisant tous les acides, le premier le potassium qui concourt par ses combinaisons à la vie végétale et le second le sodium qui concourt à la vie animale, un troisième qui est volatil qui se forme par la décomposition des substances passives, concourt avec les deux autres à la neutralisation générale, c'est l'ammoniaque dite alcali volatil.

Ces trois alcalis ont la propriété de saponifier les substances animales les deux premiers à l'état de carbonate qui sont la base du dégraissage industriel et du lessivage domestique dans cet état ils sont très caustiques et ne peuvent être employés que dosés par un spécialiste à l'état de savon ; la qualité alcaline qu'ils conservent est si faible qu'ils sont inoffensifs pour la chair vivante et ne saponifient que celle qui est en décomposition.

L'ammoniaque a été employée à tort comme neutralisante, sa qualité volatile la rend impropre à l'absorption, son rôle est d'agir par les organes respiratoires pour cet usage à l'état liquide telle qu'elle se vend dans le commerce, il faut l'affaiblir par neuf fois son poids d'eau.

La différence de consistance des savons, demande plusieurs manières dans leur emploi.

Le savon de soude s'emploie dissous dans l'eau pour les lotions de tout le corps, appliqué sur une partie fixe avec des linges maintenus mouillés avec cette eau, râpé et mis en pâte avec un peu d'eau pour mettre sur les tumeurs et excroissances parce qu'il adhère mieux et se dessèche moins.

Le savon de glycérine a la même propriété que les autres, il est portatif comme de la cire, on peut toujours en avoir dans sa poche en cas de piqûres ou morsures suspectes, on l'humecte de sa salive si l'eau manque à sa portée, et l'on savonne la partie attaquée, et rentrant chez soi on y met du savon mouillé, à demeure, pendant vingt-quatre heures.

Pour les maladies de la peau, savonnage général, chaque jour jusqu'à guérison, s'abstenir de substances stimulantes et mettre une prise de carbonate de soude dans la boisson de chaque repas ; pour les embarras gastriques, la prise de carbonate de soude à chaque repas suffit.

Pour l'hydropisie et autres maladies des voies urinaires, la prise de carbonate de soude à chaque repas et boire le moins possible ; pour les maladies des organes génitaux, la dissolution de savon comme préservatif, en injection ou comme neutralisant s'il y a signe de ferments, alors le régime avec la prise de carbonate est indiqué.

Si la maladie est constitutionnelle, qu'elle provienne d'un vice héréditaire ou du contact avec un sujet vicié, le traitement est le même, application de savon sur les signes extérieurs, le régime de carbonate à chaque repas ; pendant la nuit, mettre cinq à dix gouttes de l'ammoniaque étendue sur une soucoupe pour établir une atmosphère alcaline respirable.

Le savon de glycérine peut servir à faire des bougies pour les organes génitaux et des suppositoires pour le rectum.

Les bandages sont le seul remède pour les hernies, mais, il ne faut pas qu'ils soient un supplice pour ceux qui s'en servent, ils doivent être confectionnés, la pelote en basane, et le ressort cousu entre deux tresses sans caoutchouc et celle de dessous d'une largeur de trois centimètres, celle de dessus dépassant légèrement la largeur du ressort pour être cousue avec l'autre et le bout de la ceinture en cuir le plus court possible.

Pour remédier aux mauvais effets de la position de la pelote, on fait un coussinet de quatre doubles de toile lessivée de sept centimètres carrés, deux bouts d'attaches cousues à l'un des angles se noue autour du bandage, ce coussinet se change, se lave à volonté.

Comme laxatif et contre les vers intestinaux. un à trois grammes de savon, selon l'âge, dissous dans un verre d'eau sucrée, bue le matin à jeun, est le plus commode et le plus efficace.

Les dents que l'on fait arracher à cause des enflures qui se produisent et de la douleur qui en résulte, l'application de l'eau de savon fait disparaître la douleur et les dents cariées se conservent en nettoyant le vide et remplissant avec de la cire blanche ramolie à la chaleur

Les corps aux pieds disparaissent en supprimant la cause, pour cela on prend de la peau chamoisée ou de la peau blanche on confectionne une petite gaine de trois centimètres de longueur en forme de cornet, cousue seulement du tiers de la longueur à la partie étroite qui s'arrête entre les deux phalanges du doigt lorsqu'il est en place, on aura soin avant d'enlever la partie cornée, sans aller au vif.

Pour les brûlures. le savon de potasse est le meilleur, à défaut des linges mouillés avec une dissolution de savon de soude.

Pour les plaies accidentelles appliquer une compresse faite en papier mou redoublé plusieurs fois qu'on laisse à demeure, mais si la plaie au lieu de sécher devenait purulente il faut remplacer le papier par le savon de potasse ou l'autre, ramoli.

Pour les animaux tous les savons sont bons pour le lavage mais pour les tumeurs et les plaies celui de potasse est le seul dont la consistance convienne, parce qu'il s'applique avec un pinceau.

Pour le traitement interne des animaux on pourra mettre moitié carbonate de soude et sel de cuisine qui les excitera à boire.

Pour les maladies des végétaux le savon de potasse est tout indiqué sa dissolution tue les parasites sans nuire à la plante puisque les éléments de ce savon sont nutritifs pour les végétaux.

Les LOIS de la NATURE

ET

Les LOIS SOCIALES

LE

Droit Social ou République

Le CHANT du DROIT

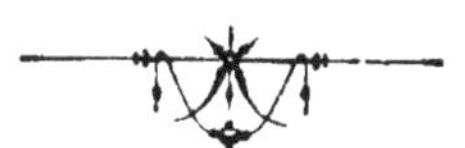

9 782329 606033